BEI GRIN MACHT SICH IHR WISSEN BEZAHLT

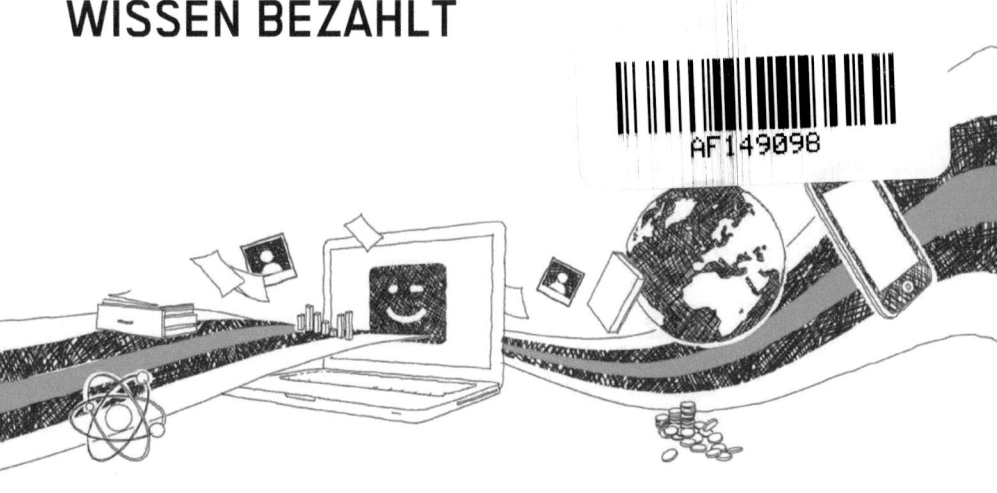

- Wir veröffentlichen Ihre Hausarbeit,
  Bachelor- und Masterarbeit

- Ihr eigenes eBook und Buch -
  weltweit in allen wichtigen Shops

- Verdienen Sie an jedem Verkauf

Jetzt bei www.GRIN.com hochladen
und kostenlos publizieren

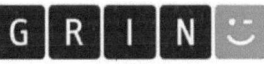

Alex Stein

Ursachen und Risikofaktoren der Alzheimer-Krankheit

GRIN Verlag

Bibliografische Information der Deutschen Nationalbibliothek:

Die Deutsche Bibliothek verzeichnet diese Publikation in der Deutschen National-
bibliografie; detaillierte bibliografische Daten sind im Internet über http://dnb.d-
nb.de/ abrufbar.

Impressum:

Copyright © 2015 GRIN Verlag, Open Publishing GmbH
Druck und Bindung: Books on Demand GmbH, Norderstedt Germany
ISBN: 978-3-668-01539-5

Dieses Buch bei GRIN:

http://www.grin.com/de/e-book/303158/ursachen-und-risikofaktoren-der-alzheimer-
krankheit

GRIN - Your knowledge has value

Der GRIN Verlag publiziert seit 1998 wissenschaftliche Arbeiten von Studenten, Hochschullehrern und anderen Akademikern als eBook und gedrucktes Buch. Die Verlagswebsite www.grin.com ist die ideale Plattform zur Veröffentlichung von Hausarbeiten, Abschlussarbeiten, wissenschaftlichen Aufsätzen, Dissertationen und Fachbüchern.

Besuchen Sie uns im Internet:

http://www.grin.com/

http://www.facebook.com/grincom

http://www.twitter.com/grin_com

RHEINISCHE FACHHOCHSCHULE KÖLN

University of Applied Sciences

Fachbereich: Medizinökonomie

Studiengang: Medizinökonomie (B.Sc.)

Hausarbeit

Ursachen und Risikofaktoren der Alzheimer-Krankheit

Vorgelegt von: Alexander Stein

Modul: Studium Generale
           Methoden des wissenschaftlichen Arbeitens

Sommersemester 2015

Zusammenfassung

Die vorliegende Arbeit untersucht die Ursachen und Risikofaktoren der neurodegenerativen Alzheimer-Krankheit. Diese häufigste aller Demenzerkrankungen hat nicht nur bei Erkrankten tiefgreifende negative Auswirkungen auf die Kognition, sondern auch physische, soziale und ökonomische Konsequenzen.

Alzheimer ist eine Form der primären Demenzen und lässt sich in ein Frühstadium, ein mittleres Stadium und ein Spätstadium einteilen, wobei die Übergänge dazwischen fließend sind. Nach einem unmerklichen Beginn der Erkrankung kommt es in der zweiten Phase schon zu weitreichenden psychischen und physischen Einschränkungen der Erkrankten, die ihren Höhepunkt in der dritten und letzten Phase finden.

Gegenwärtig gibt es drei Hypothesen zur Ursache von Alzheimer. Ein Mangel an Acetylcholin bei der Reizweiterleitung an den Synapsen gilt als Hauptproblem bei der Cholinergen Hypothese. Bei der anerkanntesten Hypothese, der Amyloid-Hypothese, wird davon ausgegangen, dass sich Beta-Amyloid-Peptide ablagern, sich diese zu Plaques verklumpen und somit den neuronalen Stoffwechsel im Gehirn stören. Bei der Tau-Hypothese kommt es durch Aggregation von Tau-Proteinen zur Zerstörung des Zytoskeletts und somit ebenfalls zu einer Reizweiterleitungsstörung.

Genetisch ist auffällig, dass Menschen, die ein oder sogar zwei Allele des Apolipoprotein E besitzen, eine hohe bis sehr hohe Wahrscheinlichkeit einer Erkrankung haben. Rauchen und das natürliche Altern erhöhen diese Wahrscheinlichkeit nochmals. Dies gilt auch für (Late-life-)Depressionen. Adipositas, Hypertonie und der Cholesterinspiegel sind ebenfalls ausschlaggebend für eine spätere Alzheimer-Erkrankung. Da Insulin die Signalübertragung im Gehirn reguliert und die Bildung von Beta-Amyloid-Peptiden beeinflusst, lässt bei Typ-2-Diabetikern mittleren Alters die kognitive Leistung im höheren Alter schneller nach. Auch Schädel-Hirn-Traumata begünstigen die Entstehung von Beta-Amyloid-Peptiden, vornehmlich bei Patienten mit bereits prätraumatischen kognitiven Beeinträchtigungen. Entzündungen im Bereich der Beta-Amyloid-Plaques wirken sich ebenfalls negativ auf die Kognition aus, sowie auch oxidativer Stress, verursacht durch reaktive Sauerstoffspezies. Mangelnde mentale und physische Aktivität zählen gleichermaßen zu den Risikofaktoren der Alzheimer-Krankheit.

Durch Methylenblau gegen die Tau-Fibrillen, Acetylcholinesterase-Hemmer und die Beta-Amyloid-Immuntherapie sind bereits mäßige Erfolge in der Alzheimer-Therapie bzw. -Prävention zu verzeichnen.

Indem die Risikofaktoren ausgeschaltet werden, z. B. durch gesunde Ernährung, Sport und Arzneimittel, lässt sich das Risiko einer Erkrankung weiter minimieren.

Schlagwörter: Alzheimer-Krankheit, Ursachen, Risikofaktoren, Prävention, Therapie

Inhaltsverzeichnis

Abkürzungsverzeichnis

ACh	Acetylcholin
Ann Intern Med	Annals of Internal Medicine
Ann Neurol	Annals of Neurology
ApoE	Apolipoprotein E
APP	Amyloid-Precursor-Protein
BAP	Beta-Amyloid-Plaques
BMI	Body-Mass-Index
BMJ	British Medical Journal
Br J Psychiatry	British Journal of Psychiatry
Brain Pathol	Brain Pathology
Exp Clin Endocrinol	Experimental and Clinical Endocrinology
Int J Geriatr Psychiatry	International Journal of Geriatric Psychiatry
J Neurol Neurosurg Psychiatry	Journal of Neurology, Neurosurgery & Psychiatry
J Rehabil Med	Journal of Rehabilitation Medicine
JAMA	Journal of the American Medical Association
Lancet Neurol	The Lancet Neurology
mmHg	Millimeter Quecksilbersäule
Neurol Res	Neurological Research
ROS	Reaktive Sauerstoffspezies
SHT	Schädel-Hirn-Trauma
Trends Pharmacol Sci	Trends in Pharmaceutical Sciences
WHO	World Health Organization

1 Einleitung

1.1 Problemstellung, Zielsetzung und Forschungsfrage

Das Wissen in der Bevölkerung über die Ursachen und vor allem über die Risikofaktoren, die die Entstehung der Alzheimer-Krankheit beim Menschen begünstigen, ist zumeist lückenhaft und unzureichend.

Das Ziel dieser Arbeit ist es, als Präventionsmaßnahme einen Beitrag zur Alzheimer-Aufklärung zu leisten und somit das Bewusstsein für diese Erkrankung zu schärfen.

Durch die Erklärung der pathophysiologischen Prozesse im Körper und der unterschiedlichen Risikofaktoren soll der Leser sich fragen, ob er oder was er persönlich ändern kann, um seine Wahrscheinlichkeit einer Alzheimer-Erkrankung zu minimieren.

Dies ist auch die zentrale Forschungsfrage: Ist eine Alzheimer-Erkrankung vermeidbar oder lässt sie sich wenigstens hinauszögern? Wie lässt sich das Risiko einer Erkrankung minimieren oder gar ausschalten?

1.2 Vorgehensweise

Zu Beginn dieser Arbeit wird zunächst die Frage geklärt, was überhaupt unter der Alzheimer-Krankheit zu verstehen ist, welche Altersgruppen besonders betroffen sind und welche verschiedenen Auswirkungen diese Krankheit hat.

Nachdem anschließend der Unterschied zwischen Alzheimer und Demenz erklärt wird, werden darauffolgend die drei Stadien der Krankheit mit den entsprechenden Symptomen aufgezeigt.

Die Ursachen mit den anerkanntesten Hypothesen unter Wissenschaftlern werden im dritten Teil behandelt.

Anknüpfend daran werden die unterschiedlichen Risikofaktoren dargestellt und unterschieden.

Welche Maßnahmen zur Vorbeugung nötig sind, welche Therapiemöglichkeiten es gegenwärtig gibt und wie die Risikofaktoren auszuschalten sind, wird im fünften Kapitel geklärt.

Abschließend wird diese Arbeit im Fazit reflektiert und ein Ausblick in die Zukunft gewährt.

2 Alzheimer-Krankheit

Die neurodegenerative nach Alois Alzheimer benannte Alzheimer-Krankheit[1] ist mit über 60 Prozent die weltweit häufigste Form der Demenzerkrankungen bei Menschen über 65 Jahren. [2] [3] Jedes Jahr werden 7,7 Millionen neue Fälle diagnostiziert. Aufgrund des demografischen Wandels in Deutschland ist die Tendenz steigend, da es in Zukunft immer mehr ältere Menschen geben wird. Die irreversible Krankheit führt zu einer zunehmenden Einschränkung der kognitiven Leistungsfähigkeit - besonders das Gedächtnis, die Orientierung, das Verhalten und das Sprach- und Urteilsvermögen betreffend. Alzheimer hat physische, psychische, soziale und ökonomische Auswirkungen auf betroffene Familien, Pflegende und Gesellschaft.[4]

2.1 Unterschied zwischen Alzheimer und Demenz

Die Alzheimer-Krankheit ist eine Form der Demenz und gehört zu den primären Demenzen, d. h., dass die Ursache der kognitiven Störungen direkt auf Gehirnveränderungen zurückgeht. Zu dieser Gruppe der primären und irreversiblen Demenzen gehören beispielsweise auch die vaskuläre Demenz und die Lewy-Body-Demenz.[5]

Traumata (z. B. Schädel-Hirn-Traumata), Mangelerscheinungen (z. B. durch Vitamin-D-Mangel) und Vergiftungen (z. B durch Drogen oder Medikamente) können eine sekundäre Demenz verursachen.[6]

2.2 Stadien und Symptome

Es gibt drei Stadien von Alzheimer, die jedoch nicht eindeutig voneinander abzugrenzen sind, da der Krankheitsverlauf der Erkrankten zu unterschiedlich ist und die Phasen fließend ineinander übergehen.[7]

Die Dauer von den ersten Symptomen bis zum Tod beträgt im Durchschnitt sieben Jahre.[8]

---

[1] Weitere Bezeichnungen der Alzheimer-Krankheit: Alzheimersche Krankheit, Morbus Alzheimer, Alzheimer-Demenz, senile Demenz vom Alzheimer-Typ, präsenile Sklerose.
[2] Vgl. Berchtold, N.C. et al. (1998).
[3] Vgl. Ferri, C. P. et al. (2005).
[4] Vgl. WHO (2015).
[5] Vgl. Engel, S. (2012).
[6] Vgl. Mahlberg, R. (2012).
[7] Vgl. Bundesministerium für Gesundheit (2014).
[8] Vgl. ebd.

2.2.1 Frühstadium

Das erste und präklinische Stadium von Alzheimer beginnt schleichend und relativ unmerklich.[9] Gedächtnislücken, Störungen der Sprache und der örtlichen und zeitlichen Orientierung, Stimmungsschwankungen und die Abnahme der Lern- und Reaktionsfähigkeit sind in dieser Phase kennzeichnend.[10]

2.2.2 Mittleres Stadium

In der zweiten Phase ist die Störung des Langzeitgedächtnisses charakteristisch. Die örtliche und zeitliche Orientierung nimmt rapide ab und die Sprache wird zunehmend inhaltsleerer und undeutlich. Die Betroffenen benötigen bereits in diesem Stadium Hilfe bei alltäglichen Aufgaben.[11]

2.2.3 Spätstadium

Im Stadium der Demenz als Folge der Alzheimer-Krankheit sind die Betroffenen vollständig auf Betreuung und Pflege angewiesen.[12] Sie weisen Gangunsicherheit auf oder sind meistens schon bettlägerig. Kommunikation mittels Sprache ist unmöglich. Harn- und Stuhlinkontinenz, Schluckstörungen und Krampfanfälle sind weitere Symptome dieses letzten Stadiums.[13]

3 Ursachen

Die Ursachen der meisten Alzheimer-Erkrankungen sind bislang nicht genügend geklärt. Lediglich ein bis fünf Prozent der Fälle haben eine eindeutige genetische Ursache.[14] Deshalb wird der Fokus der Forschung viel mehr auf die Risikofaktoren gelenkt.[15] Trotzdem gibt es zahlreiche Hypothesen zu den Ursachen, wobei im Folgenden die anerkanntesten und wichtigsten aufgeführt werden.

3.1 Cholinerge Hypothese

Die cholinerge Hypothese geht davon aus, dass das Absterben der Acetylcholin (ACh) produzierenden Neuronen und die dadurch verminderte Synthese dieses

---

[9] Sperling, R. A. et al. (2011).
[10] Vgl. Bundesministerium für Gesundheit (2014).
[11] Vgl. ebd.
[12] Vgl. McKhann, G. M. et al. (2011).
[13] Vgl. Bundesministerium für Gesundheit (2014).
[14] Vgl. Alzheimer's Association (o. J.).
[15] Vgl. Bundesministerium für Gesundheit (2014).

Neurotransmitters die Alzheimer-Demenz verursacht.[16] Durch die Einnahme von Acetylcholinesterase-Hemmern wird das Enzym Acetylcholinesterease gehemmt, um so das entstandene Defizit an ACh auszugleichen und die Konzentration dessen an den Neuronen bzw. an den Synapsen zu erhalten beziehungsweise zu steigern.

3.2 Amyloid-Hypothese

Die Amyloid-Hypothese ist die anerkannteste Hypothese bei der Suche nach der Ursache für Morbus Alzheimer.[17]

Der Mensch bildet unter anderem im Gehirn Beta-Amyloid-Peptide, die normalerweise durch die Enzyme Beta-Secretase und Gamma-Secretase von dem sich in der Zytomembran befindlichen Amyloid-Precursor-Protein (APP) getrennt werden. Beim gesunden Menschen werden diese Beta-Amyloid-Peptide also wieder abgebaut – bei einem an Alzheimer erkrankten Menschen hingegen, werden diese nicht abgebaut. Es kommt zu einer Störung des enzymatischen Abbaus, zu einem mangelhaften „Abtransport durch die Blut-Hirn-Schranke"[18] oder zu einer Überproduktion. Dies führt zu einer Anreicherung und schließlich zur Verklumpung.

Anfangs sind dies Oligomere, die für die Reizweiterleitungsstörungen an den Synapsen verantwortlich sind. Diese Oligomere stören durch die Wechselwirkung mit Rezeptoren an der äußeren Neuronen-Zytomembran die Kaskaden im Zytoplasma. Dadurch sondern sogenannte Mikroglia toxische Botenstoffe ab.

Im weiteren Verlauf kommt es zur Bildung von Protofibrillen, die am Ende zu Plaques übergehen und somit die neuronalen Stoffwechselvorgänge im Hirn stören.[19]

3.3 Tau-Hypothese

Eine weitere Hypothese zur Ursache von der Alzheimer-Demenz geht auf die Tau-Proteine zurück.

Wie auch schon bei den Beta-Amyloid-Peptiden aggregieren sie sich zu Oligomeren. Die Tau-Proteine bilden dabei Bündel aus Neurofibrillen, die wiederrum die Struktur des Zytoskeletts zerstören und somit die Reizweiterleitung des Neurons behindert.[20]

---

[16] Vgl. Francis, P. T. et al. (1999).
[17] Vgl. Hardy, J. et. al. (1991).
[18] Mucke, L. (2012).
[19] Vgl. Mucke, L. (2012).
[20] Vgl. Khalid, I. (2004).

4 Risikofaktoren

Risikofaktoren sind in der Medizin bestimmte Eigenschaften, Merkmale, Tatsachen Verhaltensmuster oder Umstände, die eine erhöhte Gefahr für die Entstehung, Entwicklung oder Erwerbung einer oder mehrerer Krankheiten mit sich bringen. Nachfolgend werden die wichtigsten Risikofaktoren der Alzheimer-Krankheit vorgestellt.

4.1 Genetische Risikofaktoren

4.1.1 Apolipoprotein E

Das Apolipoprotein E (ApoE) ist von essentieller Bedeutung beim Fettstoffwechsel des Menschen. Es ist zudem für das Wachstum und für die Regeneration von Axonen notwendig.

Auffällig ist, dass überproportional viele Erkrankte die Genvariante des Apolipoproteins E4 (ApoE4) tragen. Menschen mit einem Allel von ApoE4 erkranken um 1,7 bis 2,4-mal wahrscheinlicher an Alzheimer. Bei zwei Allelen dieser Genvariante ist es zu 90 Prozent wahrscheinlich, dass sie im Alter von 80 Jahren an Alzheimer leiden.[21]

Beim Abbau von ApoE4 entstehen toxische Fragmente, die die wichtigen Mitochondrien in der (Nerven)-Zelle stören und somit das Absterben von Neuronen begünstigen.[22]

4.2 Rauchen

Laut einer Studie gibt es einen Zusammenhang zwischen Raucherstatus, Zigarettenbedarf und dem Risiko an Alzheimer zu erkranken. Über einen Zeitraum von sieben Jahren wurden 7000 Menschen untersucht, wovon 1610 Raucher waren. Besonders Personen, die ein ApoE-4-Allel besitzen, hatten ein signifikant höheres Risiko an der Alzheimer-Demenz zu erkranken als Personen ohne ApoE-4-Allel.[23]

4.3 Lebensalter

Der größte Risikofaktor für die Erkrankung an Alzheimer ist das natürliche Altern. Unter 65 Lebensjahren sind nur 2 Prozent erkrankt. Über 90 Jahren sind schon über 30 Prozent an Morbus Alzheimer erkrankt.[24]

---

[21] Vgl. Ärzte Zeitung (2008).
[22] Vgl. ebd.
[23] Vgl. Reitz. C. et al. (2007).
[24] Vgl. Alzheimer Forschung Initiative e. V. (2014).

4.4 Depression

Das Risiko an Alzheimer zu erkranken steigt nach einer depressiven Episode um 1,2 bis 1,9 an. Dabei ist auffallend, dass etwa 10 Prozent der Depressionen nach dem 50. Lebensjahr auftreten (Late-life-depression).[25]

4.5 Mangelnde Aktivität

4.5.1 Geringe mentale Aktivität

Menschen, die eine geringere Bildung besitzen und geistig wenig gefordert beziehungsweise aktiv sind, haben ein höheres Risiko später an Alzheimer zu erkranken als Menschen mit höherer geistiger Aktivität und höherer Bildung.[26]

4.5.2 Geringe physische Aktivität

Von Bewegungsmangel sind besonders Senioren und Stadtbewohner betroffen. Mangelnde körperliche Aktivität begünstigt die Entwicklung einer Alzheimer-Demenz.[27] Somit reduziert körperliche Aktivität den Abbau von kognitiven Leistungen.

4.6 Metabolisches Syndrom / kardiovaskuläre Risikofaktoren

4.6.1 Adipositas

Das Risiko an Alzheimer zu erkranken hängt vom Körpergewicht ab. Laut einer Studie erkranken besonders Frauen an Alzheimer, die früher einmal adipös waren. Der Body-Mass-Index (BMI) bei Normalgewicht liegt zwischen 18,5 und 25. Die untersuchten Frauen hatten einen durchschnittlichen BMI von 28. Bei einer Zunahme von nur einem Punkt erhöht sich das Risiko an Alzheimer zu erkranken um 36 Prozent.[28]

4.6.2 Cholesterin

Aufgrund der Blut-Hirn-Schranke ist der Cholesterinstoffwechsel im Gehirn und der im Blut voneinander getrennt. Die Ernährung hat also keinen Einfluss auf die Cholesterinwerte im Gehirn. Somit besitzt das Gehirn spezielle Regulationsmechanismen, um seinen Cholesterinstoffwechsel zu kontrollieren.

Alzheimer-Erkrankte zeigten besonders im mittleren Alter einen erhöhten Blut-Cholesterinspiegel auf. Kurz vor Beginn der Alzheimer-Erkrankung ist jedoch auffällig,

[25] Vgl. Breno, S. et al. (2013).
[26] Vgl. Katzman, R. (1993).
[27] Vgl. Lauteneschlager, N. T. et al. (2008).
[28] Vgl. Debette, S. (2010).

dass der Cholesterinspiegel erniedrigt ist. Somit ist die übliche Gabe von Cholesterinsynthese-Hemmern zur Prävention der Alzheimer-Krankheit bedenklich.[29]

4.6.3 Hypertonie

Von Bluthochdruck (arterieller Hypertonie) spricht man, wenn bei wiederholten Messungen ein Wert von 140/90 mmHg oder darüber hinaus festgestellt wird.[30] Hypertonie ist ein weiterer Risikofaktor für die Entstehung der Alzheimer-Krankheit und wird in Verbindung mit der Entstehung von Plaques und Bündel aus Neurofibrillen gebracht.[31] [32]

4.6.4 Diabetes mellitus

Die Alzheimer-Krankheit ist gekennzeichnet durch einen niedrigen Insulinspiegel und durch eine Insulinresistenz im Gehirn. Aufgrund der Bindung an Insulinrezeptoren reguliert Insulin die Signalübertragung, die mit Lernen, Gedächtnis und dem Energiemetabolismus im Gehirn verbunden sind. Zudem beeinflusst es die Bildung von Beta-Amyloid-Peptiden.[33]

Menschen, die im mittleren Alter an Diabetes erkranken, haben im Alter ein höheres Risiko an Alzheimer zu erkranken.[34]

In einer zwanzig Jahre währenden Studie fanden Wissenschaftler heraus, dass bei Diabetikern des Typ 2 die kognitive Leistungsfähigkeit um 19 Prozent schneller nachlässt als bei einem gesunden Menschen.[35] Deshalb wird Alzheimer auch zunehmend als Diabetes Typ 3 bezeichnet.[36]

4.7 Verletzungen

4.7.1 Schädel-Hirn-Trauma

Zahlreiche Studien belegen einen Zusammenhang zwischen Schädel-Hirn-Traumata (SHT) „und einem erhöhtem Risiko, in der Folge an einer Alzheimer-Demenz zu erkranken." [37]

Laut einer Studie kommt es im Gegensatz zu nicht-kognitiv beeinträchtigten Patienten bei Patienten mit leichten kognitiven Beeinträchtigungen zu erhöhten Amyloid-

[29] Vgl. Kölsch, H. (2006).
[30] Vgl. WHO (2013).
[31] Vgl. Kehoe, P. (2007).
[32] Vgl. Skoog, I. (2006).
[33] Vgl. Wirths, O. (2013).
[34] Vgl. Alzheimer Forschung Initiative e. V. (2014).
[35] Vgl. Rawlings, A. et al. (2014).
[36] Vgl. Deutsches Ärzteblatt (2006).
[37] Springer Medizin (2014).

Ablagerungen im Gehirn, wenn vorher ein Schädel-Hirn-Trauma diagnostiziert worden war. Diese Ablagerungen führen zum Fortschreiten der kognitiven Beeinträchtigungen.[38]

4.8 Oxidativer Stress

Wenn sich in Zellen eines Organismus das Gleichgewicht zwischen oxidierenden und reduzierende Stoffen verschiebt, führt dies zu oxidativen Stress. Dabei kommt es in der Regel zu einer höheren Konzentration von reaktiven Sauerstoffspezies (ROS) und gleichzeitig zu einem Konzentrationsabfall des körpereigenen reduzierenden Stoffes Glutathion.[39] Diese Kombination ist verantwortlich für neurodegenerative Erkrankungen wie Alzheimer, weil durch diese oxidativen Reaktionsmechanismen der Zelltod im Gehirn, das einen hohen Sauerstoffbedarf im Vergleich zu anderen Organen besitzt, vorangetrieben wird.[40]

Der Fokus der Forschung wird daher auf die Entwicklung eines Arzneimittels gelenkt, das die Kaskade des Zelltods unterbricht, um so den oxidativen Stress zu verringern oder gar zu vermeiden.[41]

4.9 Entzündungen

Bei der Bildung von Beta-Amyloid-Plaques (BAP) im Gehirn entstehen in diesen Bereichen zusätzlich Entzündungen, die als eine Gegenreaktion des Organismus zu verstehen sind. Wenn diese Entzündungsreaktionen über die normale Immunantwort hinausgehen, wirkt sich das negativ auf die kognitiven Leistungen aus, weil die Neuronen entweder in ihrer Funktion beeinträchtigt werden oder absterben.[42]

Zudem begünstigen langanhaltende Entzündungen in einem Organismus die Bildung von Plaques und Fibrillen und die Zerstörung von Neuronen im Gehirn.[43]

---

[38] Vgl. Mielke, M. (2014).
[39] Vgl. Seiler, A. et al. (2008).
[40] Vgl. Alzheimer Forschung Initiative e. V. (2008).
[41] Vgl. ebd.
[42] Vgl. Ärzte Zeitung (2012).
[43] Vgl. Alzheimer Forschung Initiative e. V. (2014).

5 Prävention / Therapie

5.1 Ursachen behandeln

5.1.1 Acetylcholinesterase-Hemmer

Acetylcholinesterase-Hemmer sorgen für den verlangsamten Abbau und die Konzentrationserhaltung beziehungsweise -steigerung von ACh an den Neuronen. Die Medikamente bewirken bei den Betroffenen eine deutliche Verbesserung der kognitiven Leistungsfähigkeit.[44] Laut einer anderen Studie ist jedoch die Gabe von Acetylcholinesterase-Hemmern aufgrund von einer zu geringen Wirkung fragwürdig.[45]

5.1.2 Beta-Amyloid-Immuntherapie

Bei der Beta-Amyloid-Immuntherapie wird durch eine Immunisierung gegen die für die senilen Plaques verantwortlichen Beta-Amyloid-Peptide versucht, den Erkrankungsfortschritt zu verlangsamen oder gar zu stoppen.[46]

Die Entwicklung eines entsprechenden Arzneimittels wurde 2012 jedoch wegen nicht erfüllter Erwartungen in einer Studie eingestellt.[47]

5.1.3 Methylenblau gegen Tau-Fibrillen

Der in der Medizin und Chemie verwendete Farbstoff Methylenblau verhindert die Aggregation von pathogenen Tau-Proteinen im Gehirn. Über die weiteren Wirkungen und die Wirksamkeit von Methylenblau bei Alzheimer-Erkrankten wird derzeit geforscht.[48]

5.2 Risikofaktoren ausschalten

Nicht alle Risikofaktoren lassen sich vermeiden. Das natürliche Altern eines jeden Menschen ist beispielsweise nicht aufzuhalten oder eine genetische Prädisposition ist ebenfalls nicht zu verhindern. Dahingegen lassen sich Risikofaktoren wie das Rauchen ausschalten oder Verletzungsrisiken mit Folge eines Schädel-Hirn-Traumas durch Vorsichtsmaßnahmen minimieren.

Das metabolische Syndrom und kardiovaskuläre Risikofaktoren lassen sich ebenfalls vermeiden. Indem die Betroffenen ihre Ernährungsgewohnheiten umstellen und sich vermehrt bewegen bzw. Sport treiben, kann Adipositas, Hypertonie, Diabetes mellitus

---

[44] Vgl. Winblad, B. et al. (2007).
[45] Vgl. Kaduszkiewicz, H. et al. (2005).
[46] Vgl. Boche, D., Nicoll, J. A. (2008).
[47] Vgl. Deutsches Ärzteblatt (2012).
[48] Vgl. Alzheimer Forschung Initiative e. V. (2013).

und einem zu hohen oder zu niedrigen Cholesterinspiegel entgegengewirkt, behandelt oder zumindest gut eingestellt werden.

Damit einhergehend kann durch körperliche Aktivität der Abbau von kognitiven Leistungen minimiert werden. Durch eine hohe kognitive Beanspruchung wird dem diesem Abbau ebenfalls entgegengewirkt.

Durch zahlreiche Studien wurde bereits bewiesen, dass Sport die kognitiven Leistungen positiv beeinflusst.[49] [50]

Entzündungen im Gehirn können durch entzündungshemmende Arzneimittel behandelt werden. Oxidativer Stress kann ebenfalls medikamentös reduziert oder durch eine Ernährung, die Wert auf Lebensmittel mit Antioxidantien legt, behandelt werden.

6 Fazit und Ausblick

Fest steht, dass Alzheimer für Betroffene gegenwärtig weder vermeidbar noch heilbar ist. Zwar wurden die Ursachen der Krankheit erkannt und die Ansätze bei der Prävention und Behandlung sind logisch, trotzdem ist die Wirksamkeit von Medikamenten fragwürdig[51] oder die Entwicklung von entsprechenden Arzneimitteln wird wegen unerfüllter Erwartungen frühzeitig gestoppt[52].

Ein zurzeit vielversprechendes Mittel gegen die Aggregation von Tau-Fibrillen stellt Methylenblau dar. Ob dieses Mittel jedoch tatsächlich in Zukunft für eine Therapie geeignet ist, ist aufgrund der noch unerforschten weiteren möglichen Wirkungen dieses Farbstoffes ungewiss. Bislang lassen sich also nur die Symptome vorübergehend bessern und Verzögerungen des Krankheitsverlaufs erzielen.

Demzufolge muss der Fokus vielmehr auf den Risikofaktoren liegen. Eine gesunde Lebensweise trägt zur Risikominimierung der Alzheimer-Erkrankung bei. Um nicht am metabolischen Syndrom zu erkranken, ist es erforderlich, Bewegungsmangel durch körperliche Aktivität und Über- bzw. Mangelernährung durch ausgewogene Ernährung entgegenzutreten. Folglich ist das Risiko geringer, an Adipositas, Hypertonie, Depressionen und Diabetes mellitus zu leiden. Nicht nur körperliche Betätigung hilft dabei, sondern auch am besten tägliche geistige Aktivität, wie z. B. Kreuzworträtsel lösen. Vor allem nach dem Berufsleben ist es für Senioren bzw. Rentner besonders wichtig, sowohl physisch als auch mental, aktiv zu bleiben. Faktoren, die meistens nicht zu beeinflussen sind, lassen sich durch Medikamente behandeln, wie z. B. Entzündungen oder schwere Depressionen.

---

[49] Vgl. Drigny, J. et al. (2014).
[50] Vgl. Freund, J. et al. (2013).
[51] Vgl. Acetylcholinesterase-Hemmer, vgl. hierzu Cholesterin bzw. Cholesterinsynthese-Hemmer.
[52] Vgl. Beta-Amyloid-Immuntherapie.

Zusammenfassend lässt sich sagen, dass die Alzheimer-Krankheit vor allem bei genetisch prädispositionierten Menschen meist nicht vermeidbar ist. Fast ein Drittel aller über 90-Jährigen sind bereits an Alzheimer erkrankt. Aufgrund des demografischen Wandels wird die Zahl der Erkrankten in Zukunft weiter zunehmen.

Die Erkrankung oder die Symptome lassen sich also lediglich hinauszögern. Durch das Wissen über die Risikofaktoren, die nicht nur eine Alzheimer-Krankheit, sondern auch kardiovaskuläre Erkrankungen wie z. B. Arteriosklerose, Myokardinfarkte und die Apoplexie begünstigen, liegt es in der Eigenverantwortung jedes Menschen, ob er sein Risiko für diese Art von Erkrankungen minimieren möchte oder nicht.

Glossar

Allel: Ausprägung bzw. Variante eine Gens auf einem bestimmten Ort auf einem Chromosom.

Apoplexie: Die Apoplexie oder der Schlaganfall ist eine lebensbedrohliche und plötzliche auftretende Erkrankung, die zur Unterversorgung des Gehirns und somit zu neurologischen Ausfallerscheinungen führt. Verursacht wird dies durch arterielle Blutgerinnsel, Hirnvenenthrombosen oder Gefäßrupturen.

Arteriosklerose: Unter Arteriosklerose versteht man eine Systemerkrankung der Blutgefäße, die durch Ablagerungen in den Gefäßwänden verengt werden.

Axone: Axone sind von sogenannten Gliazellen umhüllte Neuriten und werden somit auch als Nervenfasern bezeichnet.

Body-Mass-Index (BMI): Der Körpermaßindex ist eine Maßzahl zur Bewertung des Gewichts in Relation zur Größe eines menschlichen Körpers.

Lewy-Body-Demenz: Die Lewy-Body-Demenz ist mit etwa 20 Prozent hinter Alzheimer die zweithäufigste neurodegenerative Demenz und kann zusätzlich zur Parkinson-Krankheit auftreten.

Mikroglia: Mikroglia sind Immunzellen des Gehirns.

Myokardinfarkt: Ein Herzinfarkt ist eine meist durch ein Blutgerinnsel verursachte lebensbedrohliche Minderdurchblutung der Koronararterien des Herzmuskels (Myokard).

Neurotransmitter: Neurotransmitter sind Botenstoffe, die für die Reizübertragungen zwischen den Neuronen verantwortlich sind.

Oligomere: Oligomere sind Verbände aus wenigen Peptiden.

Peptide: Peptide sind kleine Proteine, bestehend aus Aminosäuren.

Protofibrillen: Protofibrillen sind mehrsträngige Peptid-Bündel.

Reaktive Sauerstoffspezies (engl. reactive oxygen spezies, ROS): Reaktive Sauerstoffspezies werden oftmals auch als freie Radikale oder Sauerstoffradikale bezeichnet. Sie schädigen Zellstrukturen und verursachen oxidativen Stress.

Literatur- und Quellenverzeichnis

Alzheimer Forschung Initiative e. V. (2008): Oxidativer Stress: Mechanismen des Zelltods aufgeklärt. http://www.alzheimer-forschung.de/alzheimer-krankheit/aktuelles.htm?showid=2807 (Abgerufen am 01.05.15).

Alzheimer Forschung Initiative e. V. (2013): Mit blauer Farbe gegen Alzheimer. https://www.alzheimer-forschung.de/alzheimer-krankheit/aktuelles.htm?showid=3934 (Abgerufen am 05.05.15).

Alzheimer Forschung Initiative e. V. (2014): Risikofaktoren der Alzheimer-Krankheit. http://www.alzheimer-forschung.de/alzheimer-krankheit/risikofaktoren.htm#Lebensalter (Abgerufen am 22.04.15).

Alzheimer's Asocciation (o. J.): What we know today about Alzheimer's disease. http://www.alz.org/research/science/alzheimers_disease_causes.asp (Abgerufen am 14.04.15).

Ärzte Zeitung (2008): ApoE4 erhöht nicht nur das Alzheimerrisiko. http://www.aerztezeitung.de/medizin/krankheiten/demenz/article/494985/apoe4-erhoeht-nicht-nur-alzheimerrisiko.html (Abgerufen am 21.04.15).

Ärzte Zeitung (2012): Entzündung bei Alzheimer unter Lupe. http://www.aerztezeitung.de/medizin/krankheiten/demenz/article/800198/entzuendung-alzheimer-lupe.html (Abgerufen am 01.05.15).

Berchtold, N.C. et al. (1998): Evolution in the Conceptualization of Dementia and Alzheimer's Disease: Greco-Roman Period to the 1960s. Neurobiology of Aging, 1998, Volume 19, Issue 3: 173 – 189.

Boche, D., Nicoll, J. A. (2008): The role of the immune system in clearance of Abeta from the brain. Brain Pathol, 2008; 18; 2: 267 - 78.

Breno, S. et al. (2013): Late-life depression and risk of vascular dementia and Alzheimer's disease: systematic review and meta-analysis of community-based cohort studies. Br J Psychiatry, 2013; 202: 329-335.

Bundesministerium für Gesundheit (2014): Demenz: Krankheitsbild & Verlauf. http://www.bmg.bund.de/themen/pflege/demenz/krankheitsbild-verlauf.html (Abgerufen am 13.04.15).

Debette, S. (2010): Visceral fat is associated with lower brain volume in healthy middle-aged adults. Ann Neurol, 2010; 68: 136 – 44.

Deutsches Ärzteblatt (2006): Morbus Alzheimer als Typ-3-Diabetes. http://www.aerzteblatt.de/nachrichten/24952/Morbus-Alzheimer-als-Typ-3-Diabetes (Abgerufen am 27.04.15).

Deutsches Ärzteblatt (2012): Alzheimer: Zweite Studie zur Antikörpertherapie abgebrochen. http://www.aerzteblatt.de/nachrichten/51189 (Abgerufen am 01.05.15).

Drigny, J. et al. (2014): Effect of interval training on cognitive functioning and cerebral oxygenation in obese patients: a pilot study. J Rehabil Med, 2014; 46; 10: 1050 – 4.

Engel, S. (2012): Alzheimer und Demenzen - Unterstützung für Angehörige. Trias-Verlag, Stuttgart.

Ferri, C. P. et al. (2005): Global prevalence of dementia: a Delphi consensus study. The Lancet, 2005, Volume 366, Issue 9503: 2112 – 2117.

Francis, P. T. et al. (1999): The cholinergic hypothesis of Alzheimer's disease: a review of progress. J Neurol Neurosurg Psychiatry, 1999; 66: 137 - 147.

Freund, J. et al. (2013): Emergence of Individuality in Genetically Identical Mice. Science, 2013; Vol. 340; 6133; 756 – 759.

Hardy, J. et al. (1991): Amyloid deposition as the central event in the aetiology of Alzheimer's disease. Trends Pharmacol Sci, 1999, Volume 12: 383 – 388.

Kaduszkiewicz, H. et al. (2005): Cholinesterase inhibitors for patients with Alzheimer's disease: systematic review of randomised clinical trials. BMJ, 2005; 6; 331; 7512: 321 - 7.

Katzman, R. (1993): Education and the prevalence of dementia and Alzheimer's disease. Neurology, Vol 43, 1, 1993: 13 – 20.

Kehoe, P. (2007): Is inhibition of the renin-angiotensin system a new treatment option for Alzheimer's disease?, Lancet Neurol, 2007; 6; 4: 373 – 8.

Khalid, I. (2004): Tau pathology in Alzheimer disease and other tauopathies. Biochimica et Biophysica Acta (BBA) – Molecular Basis of Disease. 2005, Volume 1739, Issues 2 – 3: 198 – 210.

Kölsch, H. (2006): Schwerpunkte der Alzheimer-Forschung: Welche Rolle spielt das Cholesterin?, Alzheimer Forschung Initiative e. V., http://www.alzheimer-forschung.de/images/user-images/presse/PM-06-September_2_Text1.pdf (Abgerufen am 22.04.15).

Lautenschlager, N. T. et al. (2008): Effect of Physical Activity on Cognitive Function in Older Adults at Risk for Alzheimer Disease. JAMA, 2008; 300, 9: 1027 – 1037.

Mahlberg, R. (2012): Demenzerkrankungen erkennen, behandeln und versorgen. Deutscher Ärzte-Verlag, Köln.

McKhann, G. M. et al. (2011): The diagnosis of dementia due to Alzheimer's disease: Recommendations from the National Institute on Aging-Alzheimer's Association workgroups on diagnostic guidelines for Alzheimer's disease. Alzheimer's & Dementia: The Journal of the Alzheimer's Association, 2011, Volume 7, Issue 3: 263 – 269.

Methylenblau in der Forschung.
https://www.alzheimer-forschung.de/alzheimer-krankheit/aktuelles.htm?showid=3934
(Abgerufen am 01.05.15).

Mielke, M. (2014): Head trauma and in vivo measures of amyloid and neurodegeneration in a population-based study. Neurology, 2014; 82; 1: 70 – 76.

Mucke, L. (2012): Alzheimer – Alles zu Ursachen, Risikofaktoren und Heilungschancen. Spektrum der Wissenschaft, Spezial, 2012/3: 6 – 11.

Rawlings, A. et al. (2014): Diabetes in midlife and cognitive change over 20 years: a cohort study. Ann Intern Med, 2014; 161; 11: 785 – 793.

Reitz, C. et al. (2007): Relation between smoking and risk of dementia and Alzheimer disease. Neurology, 2007; Volume 69: 10 998 - 1005.

Seiler, A. et al. (2008): Glutathione Peroxidase 4 Senses and Translates Oxidative Stress into 12/15-Lipoxygenase Dependent- and AIF-Mediated Cell Death. Cell Metabolism, 2008; Volume 8; Issue 3: 237 – 248.

Skoog, I. (2006): Update on hypertension and Alzheimer's disease. Neurol Res, 2006; 28; 6: 605 – 11.

Sperling, R. A. et al. (2011): Toward defining the preclinical stages of Alzheimer's disease: Recommendations from the National Institute on Aging-Alzheimer's Association workgroups on diagnostic guidelines for Alzheimer's disease. Alzheimer's & Dementia: The Journal of the Alzheimer's Association, 2011, Volume 7, Issue 3: 280 – 292.

Springer Medizin (2014): Erhöhtes Alzheimer-Risiko nach Schädel-Hirn-Trauma?, http://www.springermedizin.at/artikel/39274-erhoehtes-alzheimer-risiko-nach-schaedel-hirn-trauma (Abgerufen am 25.04.15).

WHO (2013): Hypertonie. http://www.euro.who.int/de/about-us/whd/past-themes-of-world-health-day/world-health-day-2013-focus-on-high-blood-pressure/about-hypertension (Abgerufen am 25.04.15).

WHO (2015): Dementia. http://www.who.int/mediacentre/factsheets/fs362/en/ (Abgerufen am 13.04.15).

Winblad, B. et al. (2007): A six-month double-blind, randomized, placebo-controlled study of a transdermal patch in Alzheimer's disease--rivastigmine patch versus capsule. Int J Geriatr Psychiatry, 2007; 22; 5: 456 - 67.

Wirths, O. (2013): Insulinresistenz und Neurodegeneration: Ist die Alzheimer-Erkrankung ein Typ 3 Diabetes?, Exp Clin Endocrinol Diabetes, 2013: 121 - T8.